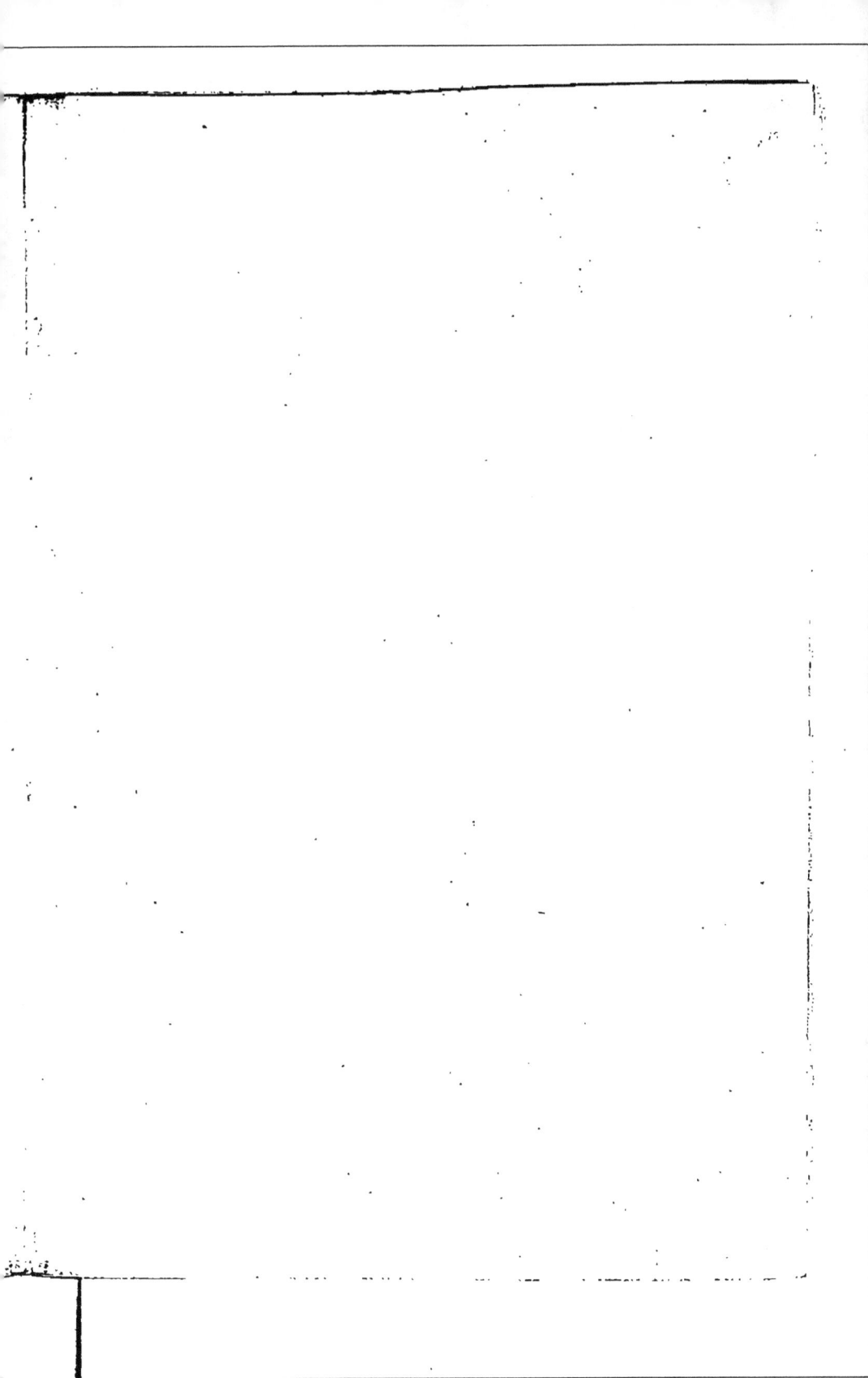

# LE CHOLÉRA

---

## MÉTHODE RATIONNELLE ET MÉDICALE

DE

### PRÉSERVATION

DU

# CHOLÉRA

PAR

## LE DOCTEUR HONÉ

---

**Prix : 50 centimes**

---

PARIS, LIBRAIRIE PATRIOTIQUE

148, rue Montmartre.

*Et chez tous les libraires*

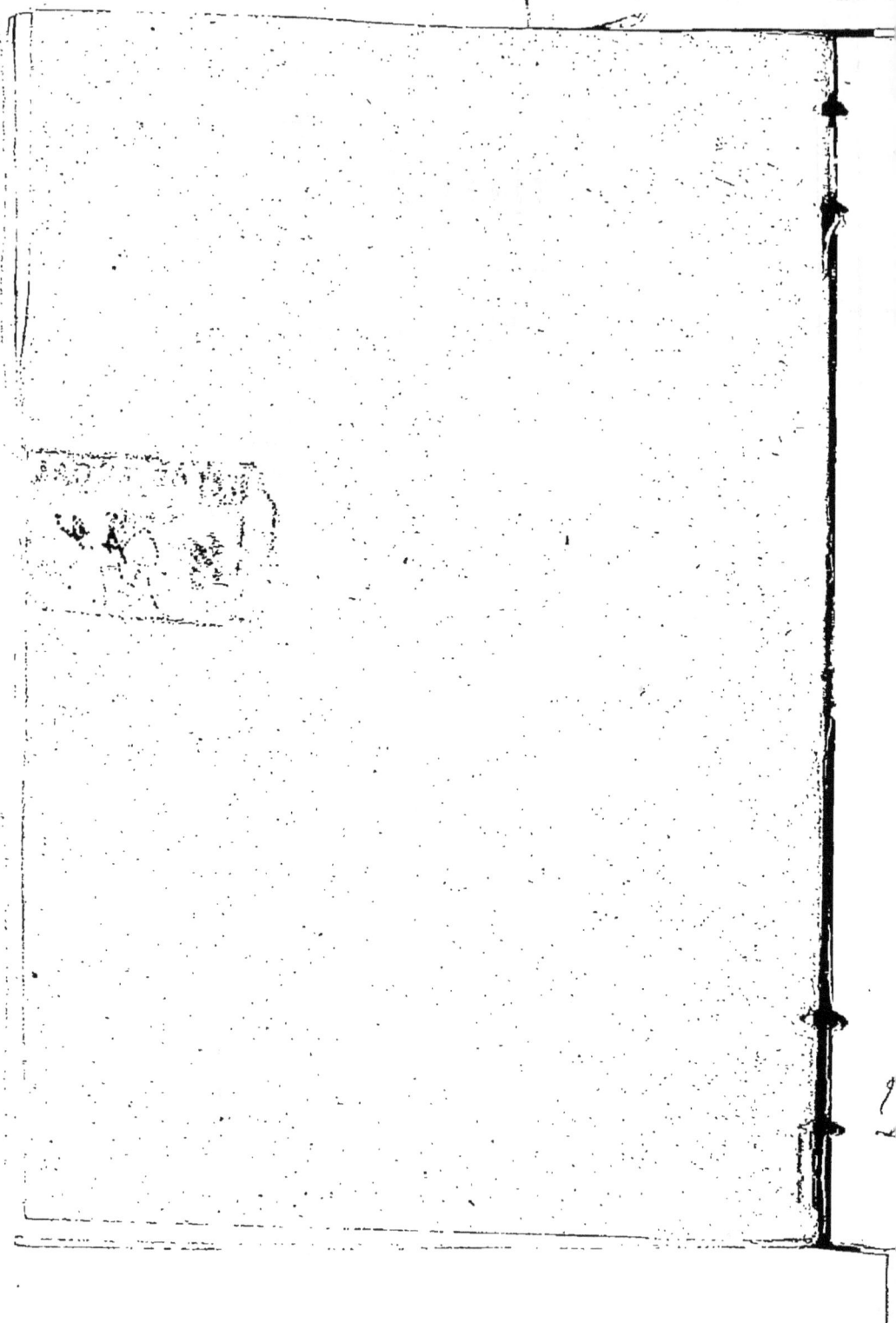

# LE CHOLÉRA

## MÉTHODE RATIONNELLE ET MÉDICALE

DE

### PRÉSERVATION

DU

# CHOLÉRA

PAR

## LE DOCTEUR HONÉ

**Prix : 50 centimes**

PARIS, LIBRAIRIE PATRIOTIQUE
148, rue Montmartre.
*Et chez tous les libraires.*

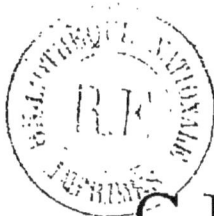

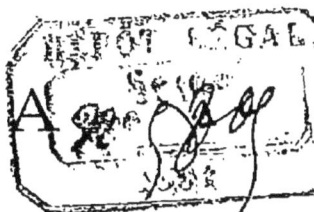

# PRÉFACE

S'il est une complication fatale entre toutes dans les épidémies en général, et dans le choléra en particulier, c'est, à coup sûr, la peur que le terrible fléau apporte avec lui.

Tout le monde connaît la vieille légende racontée mille et mille fois, où le Choléra, arrivant dans un pays, se laisse fléchir par un individu qu'il rencontre et lui promet de limiter à un certain chiffre le nombre de ses victimes. Deux mois après, le même individu le rencontre de nouveau au sortir de la ville et lui fait de violents reproches. « Tu n'as pas tenu ta promesse, lui dit-il; ton chiffre a été décuplé. — Tu te trompes, lui répond le Choléra, je n'ai tué, moi, que tant de personnes : les autres sont mortes de peur. »

S'il y a un peu d'exagération là-dedans, et si l'on ne meurt pas matériellement de peur, il est prouvé que la terreur contribue grandement à la mortalité par les inconvénients qu'elle entraîne avec elle, les précautions qu'elle fait négliger, l'état nerveux dans lequel elle met les gens et qui, en affaiblissant les forces, rend moindre la résistance de l'individu au fléau ; tout cela sans compter les lâchetés de toutes sortes qu'elle fait commettre.

Que l'on se rassure. Avec des précautions, on peut éviter le choléra, et, lorsqu'on est frappé par lui, on peut empêcher qu'il soit mortel.

Une erreur profonde fait croire qu'il peut prendre subitement, sans symptômes, et devenir mortel en quelques instants.

Non, le choléra est toujours accompagné de symptômes qui durent plus ou moins longtemps, suivant la constitution et le tempérament de l'individu.

Mais, pour combattre ces symptômes, pour les guérir souvent, il existe une médication, non pas *spécifique*, mais bien rationnelle, qui, appliquée *au début*, permettra d'attendre l'arrivée du médecin et fera que le choléra, au lieu d'être foudroyant et mortel, sera guérissable 95 fois sur 100.

Les prétendus cas foudroyants, en effet, s'ils existent, ne sont que l'infime exception.

Mais il faut aussi être bien convaincu qu'en temps d'épidémie toute diarrhée est un commencement de choléra.

C'est pour parer à cette éventualité, subite le plus souvent, qu'est faite cette brochure.

Qu'on se pourvoie, dans les maisons, des remèdes qu'elle désigne ; qu'on les applique, au début même de l'indisposition, tels qu'elle les indique, et il est probable que le fléau sera éloigné. Dans tous les cas, le traitement du docteur Honé permettra d'attendre sans danger l'arrivée d'un médecin souvent occupé en temps d'épidémie et lui laissera la faculté d'appliquer, dans de bonnes conditions, les moyens qui doivent amener la guérison.

# PRÉSERVATION DU CHOLÉRA

Presque toujours un état d'indisposition précède le choléra.

On est ainsi averti que l'on se trouve au nombre des personnes qui ont besoin de soins particuliers pour éviter de l'avoir.

Cet avertissement est une chose précieuse, et dont il faut tenir compte sans perdre un instant, en employant des moyens réellement efficaces, quelque légère que semble être l'indisposition.

On évitera ainsi d'avoir le choléra ; et, s'il venait malgré cela, on se donnera de bonnes chances qu'il soit modéré et guérissable lorsque le médecin arrivera.

Consultez votre médecin dès que l'indisposition est venue. Mais comme, en la plupart des cas, on ne peut avoir ses avis immédiatement, il est extrêmement utile que l'on sache ce que l'on peut faire de profitable en attendant sa visite.

La nuit comme le jour, dès le premier instant que l'on se sentira indisposé, on devra agir contre cette disposition à avoir le choléra en suivant exactement les prescriptions que nous indiquons pour combattre les premiers accidents, signes avant-coureurs du choléra.

Ce livret enseigne des moyens très effi-

caces pour le plus grand nombre des personnes indisposées, pendant l'épidémie de
choléra, et propres à être employés pendant les premiers moments de ces indispositions.

---

## Symptômes du choléra

L'indisposition la plus ordinaire qui dispose
à avoir le choléra est la diarrhée. Il est rare
que les personnes frappées n'aient pas été
atteintes précédemment de la diarrhée.

Elle se déclare quelquefois une heure avant
le choléra lui-même, quelquefois plusieurs
heures avant, quelquefois plusieurs jours.

Mais puisque bien des personnes ont eu la
crise de choléra une heure et deux ou trois
heures après le commencement de la diarrhée, il faut agir vite.

Pour cela, et afin de ne rien négliger,
il est préférable de prendre l'avance et d'avoir
chez soi la provision des remèdes nécessaires
que vous aurez demandés à un pharmacien
avant toute indisposition.

Une minute ou cinq minutes après avoir
eu la première évacuation, ou selle en diarrhée, la nuit, comme le jour, vous pourrez
alors prendre la première dose des remèdes.

Les chances de préservation contre le choléra seront plus grandes.

Si vous n'avez pas ces remèdes d'avance, il
faut les demander, sans attendre, ou les faire
demander dés que l'évacuation diarrhéique se
sera produite.

Mais, pour être sûr que le pharmacien fournisse les remèdes indiqués ici, présentez-lui ce livret du docteur Honé, ouvert à la page où se trouve la note de ces remèdes. C'est absolument nécessaire.

Le pharmacien ne se refusera pas à les fournir, sans autre ordonnance d'un médecin du lieu. Agir autrement, ce serait une faute contre l'humanité.

Il ne s'agit que de pouvoir attendre la consultation du médecin.

Allez chez un autre pharmacien si le premier refuse, et jusqu'à ce que vous en ayez trouvé qui consente.

---

*Note des remèdes enseignés et prescrits par le livret du docteur Honé pour les premiers moments de la diarrhée, durant l'épidémie de choléra, avant l'arrivée et consultation du médecin.*

1° Eau distillée de Sauge.... 40 grammes.
Alcool...................... 15 —
Liqueur anodine d'Hoffmann. 2 —
Laudanum de Sydenham.... 2 —

Mêlez convenablement, suivant l'art.

(C'est bien deux grammes seulement de chacune des deux dernières substances, laudanum et liqueur d'Hoffmann.)

Prière de fermer le flacon avec un bouchon long, facile à sortir et à remettre, en bouchant fortement.

Écrivez lisiblement sur l'étiquette : Remède liquide du docteur Honé.

2° Cinq paquets de *bismuth en poudre*, appelé sous azotate de bismuth, d'un gramme chacun.

Inscrivez cette désignation sur l'étiquette.

3° Cinq paquets de *cachou en poudre du Bengale*, d'un cinquième de .gramme chacun.

Inscrivez cette désignation sur l'étiquette.

4° De la *menthe sèche en herbe*, un peu.

Inscrivez cette désignation.

5° De la *sauge en feuilles sèches*, un peu.

Inscrivez cette désignation.

6° Deux *citrons* ordinaires.

On devra placer cette provision en un point où l'on sera sûr de la retrouver vite et facilement au moment du besoin pressant.

Il faut ne pas pouvoir confondre ces provisions de remèdes avec autre chose.

Mettez-les en lieu sec pour les mieux maintenir en bon état. Ils se conserveront ainsi très longtemps.

Le flacon lui-même pourrait avoir été ouvert une première et deuxième fois, et vidé en partie sans que le restant fût gâté, s'il a été bien fortement bouché chaque fois.

On pourrait d'ailleurs s'en assurer en le faisant voir au pharmacien, lorsqu'il aura été vidé en partie.

Il importe énormément de ne prendre ces remèdes que dans les moments indiqués aux pages suivantes. Autrement, on s'exposerait à des inconvénients de constipation ennuyeux, quoique point dangereux.

N'en prenez pas, surtout, sans que la diarrhée se soit produite. Ils n'auraient aucune

utilité en l'absence de diarrhée pour préserver
du choléra.

Dites-le bien à vos amis et à tous les mem ·
bres de la famille.

---

## Manière d'user des remèdes inscrits sur la note du livret Honé

Dès que vous aurez eu une évacuation en
diarrhée, même faiblement, serait-ce même un
peu douteux, faites la prescription suivante,
de une à cinq minutes, si c'est possible, après
cette selle diarrhéique :

Versez dans un peu d'eau une cuillerée à
café de grandeur moyenne, mesurée avec soin,
du remède liquide du flacon fourni par le pharmacien, d'après la note de ce livret, et buvez
ce mélange. Peu d'eau suffira pour que l'effet
soit bon.

Si l'eau est sucrée, ce qui n'est pas indis-
pensable, le mélange à boire sera moins
amer et aussi utile.

Si vous êtes chez vous ou chez des connais-
sances intimes en ce moment-là où une selle
diarrhéique vous sera survenue, arrangez-vous
pour prendre tout de suite un très petit lavement d'eau pure, tiède préférablement, en
y mêlant une cuillerée à café du remède liquide du livret, la même quantité que vous
aurez prise par la bouche.

Mesurez bien cette cuillerée à café de ce
liquide, et mettez-la dans peu d'eau.

Cette eau devra être tiède préférablement ; mais, à défaut d'eau tiède, de l'eau froide pourrait être employée.

Six cuillerées à soupe d'eau seront préférables à une quantité plus grande pour mieux garder le lavement.

Si le tuyau du clysopompe est de ceux qui sont longs, vous mettez dans ce mélange quelque dix à douze gouttes de plus que la cuillerée à café du remède liquide du livret.

Faites effort pour retenir le lavement aussi longtemps que vous le pourrez.

Mais le lavement n'est pas préparé tout de suite.

En attendant, prenez un paquet de bismuth délayé dans un peu d'eau, sucrée de préférence.

C'est l'un des cinq paquets blancs livrés par le pharmacien d'après la note indiquée ci-dessus dans ce livret.

En pharmacie, le nom de ces paquets est celui de sous-azotate de bismuth. On l'appelle également sous-nitrate de bismuth.

On le délaye dans une tasse avec un peu d'eau, puis il faut bien remuer avec la pointe d'une cuiller et boire le mélange sans attendre.

S'il reste un peu de cette poudre au fond de la tasse, délayez-la avec un peu d'eau encore, et buvez ce restant.

Prenez ensuite un paquet de cachou du bengale coloré, de la note du livret. Délayez-le de la même manière que le paquet de bismuth. Buvez ce mélange de même.

Il n'y aurait guère d'inconvénient à délayer

le paquet de bismuth blanc et le paquet de cachou coloré dans la même eau, et de boire le tout ensemble, en une fois.

Les personnes qui ont de la répugnance à boire pourront même mêler les deux paquets dans la même eau que la cuillerée à café du remède liquide du livret Honé, et boire le tout ensemble, pour aller plus vite et n'avoir qu'une seule petite tasse à avaler.

Coupez ensuite un quartier de citron et sucez-le ; cela vous aidera à supporter le goût de ces remèdes, et à faire que votre estomac les garde.

Ne prenez pas à nouveau ces remèdes si une deuxième selle en diarrhée ne vous revient pas.

Si elle revient, mais petite, attendez sans rien faire. Mais si, au contraire, elle se produisait très abondante, prenez pour la deuxième fois ces remèdes, sans attendre une troisième selle diarrhéique.

Prenez aussi alors un deuxième lavement avec la deuxième cuillerée à café du remède liquide du livret.

Cela fera deux prises de ces remèdes.

Vous aurez, pour cette deuxième fois, fait les mélanges des remèdes de la même manière qui a été enseignée pour la première.

Il serait bien que vous ne prissiez pas une troisième fois ces divers remèdes avant la consultation du médecin.

Cependant, si vous ne pouvez pas avoir encore les avis et la consultation du médecin,

et si trois ou quatre selles nouvelles étaient
survenues depuis la deuxième prise des remèdes, vous pourrez vous décider à en prendre
une troisième fois, en procédant comme cela
a été enseigné plus haut.

Si, malgré cette médication, les selles diarrhéiques continuaient, recherchez la consultation du médecin, car ce serait peut-être un
effet contraire à votre tempérament et à vos
dispositions personnelles d'en prendre encore.

Mais il peut arriver que le médecin soit
retenu par d'autres malades, d'autres occupations très grandes, et ne puisse pas venir
près de vous ou de votre malade, d'un temps
assez long.

En ce cas-là, si des selles diarrhéiques
très nombreuses vous venaient encore après
la troisième prise de ces divers remèdes,
vous vous décideriez à prendre la quatrième
prise avant la venue du médecin.

Cette quatrième prise des remèdes du livret
serait composée de la même manière que la
première prise, et employée comme cela a été
enseigné.

Pour ce qui est d'en prendre une cinquième
prise, il faudrait que les selles diarrhéiques
fussent bien nombreuses après la quatrième
prise des remèdes, et que vous en fussiez bien
fatigué.

Il faudrait aussi que le médecin fût bien retardé par ses autres occupations.

Si cependant les selles, qui continueraient à
vous venir, étaient excessives au dernier de
tous les degrés ; si elles étaient accablantes à

un excès énorme, vous pourriez encore vous décider à prendre cette cinquième prise en attendant l'arrivée du médecin.

Cette cinquième prise des remèdes du livret serait encore composée comme la première prise, et employée comme cela a été expliqué.

Ne prenez, pour chaque prise, rien de plus que ce qui a été enseigné ci-dessus pour la première prise.

Vous vous exposeriez à des inconvénients trop sensibles en faisant autrement qu'il a été enseigné dans ce livret.

Les inconvénients que ces remèdes peuvent produire sont l'opposé du choléra, c'est-à-dire la constipation; mais ils ne peuvent pas amener le choléra.

Ils peuvent néanmoins avoir des résultats très désagréables après que la diarrhée aura été arrêtée.

Le médecin qui connaît ses malades et est en état de juger leur tempérament peut leur faire prendre quelquefois des remèdes semblables, en quantité plus grande que celle des remèdes du livret. Il juge que le malade ou la malade est en état de le supporter, et que cela peut devenir le moyen de guérison.

Mais, pour certaines personnes, il est en état de savoir aussi que des remèdes semblables ne doivent être employés qu'en moindre quantité.

Aussi, il importe de le consulter dès le commencement de la diarrhée, soit chez lui, si c'est l'heure où il s'y trouve, soit en le faisant demander pour venir chez vous.

Si vous l'avez fait prier de venir chez vous

au début de la diarrhée, il arrivera généralement avant que vous ayez pris la troisième
dose des remèdes du livret, et surtout la
quatrième et la cinquième.

Vous serez alors tiré d'embarras et, je le répète, sa venue sera utile, non seulement pour
combattre la diarrhée, mais aussi pour combattre les inconvénients des remèdes.

Il sera nécessaire de lui expliquer les
remèdes que vous aurez pris déjà en attendant
sa consultation.

Montrez-lui la note du livret indiquant les
remèdes que le pharmacien aura dû vous
fournir, avec les étiquettes de ces remèdes
mises par le pharmacien.

Le médecin, renseigné bien exactement sur
les remèdes et les doses déjà employés,
règlera mieux ce qu'il faudra faire à partir de
ce moment-là.

S'il faut en prendre encore de la même
espèce, d'après son jugement, il vous l'expli-
quera, ou vous en ordonnera d'autres.

---

L'abus ou l'emploi inopportun de ces remèdes peut amener des inconvénients assez
forts de constipation.

Les femmes qui ont leur perte sanguine
ordinaire au moment où la diarrhée leur
vient, doivent surtout consulter vite le médecin.

Elles ne doivent pas prendre les paquets
de poudre du livret. Elles pourront user du
remède liquide de ce livret de la manière en-

seignée, même en lavement, pourvu qu'il soit chaud. Mais c'est pour elles surtout qu'il est urgent de prendre les avis du médecin.

———————

La diarrhée pouvant commencer à se produire hors du logis, il serait bon que chacun emportât dans sa poche, en un petit paquet, une partie des remèdes du livret Honé.

Portez, par exemple, deux paquets de chaque espèce, deux de bismuth blanc et deux de cachou coloré, puis un petit flacon contenant deux cuillerées à café du remède liquide de ce livret.

Partout où vous serez, si vous pouvez avoir de l'eau, vous pourrez prendre par la bouche une première dose de ces trois remèdes de la manière enseignée plus haut, dès que vous serez allé à la selle en diarrhée.

Si vous n'aviez pas une tasse ou verre pour faire le mélange de chaque remède, faites ce mélange dans le creux de votre main, tant bien que mal, et buvez ce mélange ainsi fait.

C'est pour ne pas perdre de temps que vous feriez ainsi.

Si une deuxième évacuation diarrhéique vous venait encore hors de chez vous, vous prendriez la deuxième dose des remèdes par la bouche.

Au cas où vous n'auriez pas une cuillère à café pour mesurer le remède liquide, versez-en, à vue d'œil, la quantité à boire.

Mais rentrez aussitôt chez vous pour faire mieux les choses. Renvoyez le travail et les occupations à un autre moment.

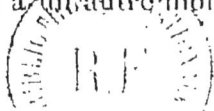

Rentré chez vous, vous pourrez prendre un lavement à la première évacuation diarrhéique qui vous viendrait encore.

N'oubliez pas de sucer un morceau de citron, comme cela a été exposé déjà. Votre estomac gardera plus facilement les remèdes que vous aurez pris.

## Aliments

Depuis le premier moment de la diarrhée, il ne doit être fait usage d'aucun aliment sans l'avis du médecin.

Si vous êtes retardé pour avoir l'avis et les ordonnances du médecin, attendez vingt-quatre heures depuis la *dernière* selle diarrhéique avant de prendre aucun aliment, même le plus léger.

Entendez bien cela. Il faut que vous n'ayez pas eu d'évacuation diarrhéique depuis vingt-quatre heures pour prendre même du bouillon.

## De diverses précautions

Il faut rester chez soi, à l'abri de tout courant d'air, depuis le commencement de la diarrhée, et sans prendre aucune fatigue.

Se mettre au lit sera beaucoup mieux. Si la diarrhée se répète, vous prendrez les diverses doses de remède au lit, de la manière déjà enseignée.

Se mettre en sueur dans le lit sera une chose extrêmement utile. Si vous suez un peu

ce sera très-avantageux. Si vous suez sensi-
blement, sans excès, ce sera plus sûr, jusqu'à
la consultation du médecin.

Faites-vous donner, pour suer, de l'infusion
de menthe et de l'infusion de feuille de sauge,
alternativement, ou l'une des deux seulement
si, par goût, vous préférez l'une à l'autre.
Faites ainsi, en attendant les avis du médecin,
qui jugera si, d'après votre état du moment
et vos dispositions personnelles, d'autres
moyens vous conviennent mieux.

Quand bien même la diarrhée ne serait pas
revenue depuis un grand nombre d'heures, il
est plus sûr de se faire suer au moins un peu.
Ne vous découvrez pas pour aller à la selle.

Après avoir fait les choses ainsi qu'il vient
d'être enseigné, et si le médecin a été consulté,
il n'y a eu que bien peu de personnes qui aient
eu la crise du choléra.

Le choléra, s'il vient, est alors modéré, et
on a les plus grandes chances de voir les
soins du médecin en triompher.

### Frictions

Si, la diarrhée étant très forte, le malade se
*refroidissait*, des frictions lui seraient faites
à sec sur la peau des membres, même de
la poitrine, ou des reins, avec une flanelle ou
autre pièce de laine entourant la main et le
bras de la personne qui frictionnera.

En y versant de l'alcool, ou trois-six, ce sera généralement mieux. Mais, pour ces choses, on risque beaucoup de mal faire si l'on n'a pas eu les avis du médecin.

---

## Vomissements et Crampes

Le *vomissement* vient souvent après la diarrhée.

En attendant le médecin, s'il y a passablement de temps que le malade n'a pas mangé, mettez un sinapisme sur le creux de l'estomac, et faites en sorte qu'il le supporte longtemps.

Les boissons chaudes seront suspendues si elles sont suivies du vomissement.

Deux à trois cuillerées à soupe d'eau froide pourront combattre le vomissement, en les donnant par intervalles assez courts.

Deux ou trois gouttes d'éther ordinaire pourraient utilement être mêlées plusieurs fois à cette eau froide.

Souvent, des *crampes* compliquent ce qui précède.

En attendant le médecin, enveloppez-vous la main avec une pièce de laine et faites des frictions douces sur les points où sont les crampes du malade.

---

## Arrivée du médecin

Lorsque le médecin sera venu près de la personne malade, prévoyez la venue des vo-

missements ou des crampes et demandez des
explications sur ce qu'il faudra faire, de ma
nière à bien le retenir.

---

Il est utile de faire uriner la personne
malade dans un vase à part, pour montrer
cette urine au médecin.

Faites-en bouillir une partie dans une petite cafetière. Le médecin jugera mieux ce
qui convient à la personne malade. Faites ainsi
quand bien même la diarrhée serait légère.

---

La personne qui aura eu la diarrhée pendant l'épidémie doit consulter son médecin,
alors même que cette diarrhée se serait arrêtée tout de suite.

Elle lui demandera ce qu'elle doit faire pour
éviter qu'elle revienne et le genre de vie qui
lui est nécessaire pour cela. C'est très impor-
tant, surtout si une petite diarrhée vous est
revenue à quelques journées d'intervalle.

Vous pourrez appeler l'attention du médecin sur la question suivante : — Mon état ren-
drait-il nuisible de prendre une cuillerée à
café, une fois par jour ou même deux fois par
jour, par la bouche, d'un remède semblable à
celui du remède liquide du livret Honé ?
—Comme on l'a conseillé à quelques personnes
pour éviter la rechute de diarrhée après
qu'elle a eu lieu deux fois, pourrai-je le faire
sans diarrhée en m'arrêtant de le faire dès que
je serai un peu constipée, et en prenant alors

des lavements d'eau pure ou mêlée d'o-
lives ?

Il faut que ce soit le médecin qui juge ce
qui vous conviendra personnellement, pour
éviter les rechutes de diarrhée.

En évitant les rechutes de diarrhée, vous
serez moins exposé à avoir le choléra.

## Indispositions avertissantes sans diarrhée

La diarrhée est l'indisposition avertissante
principale. Quand elle est venue durant
l'épidémie de choléra, on est averti que l'on
est exposé au choléra plus qu'avant de l'avoir.

Sur mille personnes qui ont eu le choléra,
on a trouvé que neuf cent cinquante de ces
personnes avaient eu la diarrhée auparavant,
quelques heures, ou une heure avant au moins.
Cette proportion a été plus ou moins dépassée
en quelques villes.

Les autres personnes atteintes de choléra
avaient eu d'autres indispositions avertissantes.

Ces indispositions avertissantes, autres que
la diarrhée, ont consisté en malaises du ventre sans diarrhée, et aussi en malaises de la
tête ou des nerfs.

Les conseils à donner comme préservatifs
du choléra, lorsque ces malaises se produisent, ne peuvent guère être expliqués d'une
manière générale pour toutes les personnes
qui les éprouvent.

Il faut les prévenir qu'elles doivent consulter leur médecin sans retard dès qu'elles

éprouvent l'un de ces malaises. En temps d'é-
pidémie, en effet, ces malaises ne doivent pas
être supportés, comme en d'autres moments,
sans être combattus. Consultez le médecin dès
que vous les éprouverez.

En attendant, ne mangez pas du tout, ou
que ce soit à peine, et un aliment très léger;
ensuite prenez un bain tiède, mais longtemps
après avoir mangé.

Cela convient pour ces diverses espèces
d'indispositions avertissantes aux premières
heures où elles se produisent.

Le médecin dira si l'on peut manger ensuite,
et ce que l'on pourra manger les jours sui-
vants ; si le bain devra être renouvelé ou non
sans inconvénient.

Il dira ce que chacun devra faire, en sus de
ces soins, pour avoir plus de chances d'é-
viter le choléra.

### Précautions à prendre, en santé, durant l'épidémie de choléra

Être très modéré en toutes choses, éviter
tout excès, importe beaucoup.

Les trop grandes préoccupations d'esprit doivent être renvoyées à plus tard. Les distractions
douces doivent être recherchées pour chasser
la tristesse. Un peu de peur de la maladie est
utile; on fait mieux ce qu'il faut pour l'éviter.

Le *travail* ordinaire convient, sans excès,
sans le prolonger plus que d'habitude en aucun moment. Le temps de bien dormir doit
être réservé.

Les *aliments* doivent être choisis parmi
ceux qui sont les plus faciles à digérer. La
salade et autres végétaux crus ne conviennent
pas. Les légumes cuits doivent être peu employés pour se nourrir, surtout par les personnes dont l'estomac les supporte mal.

Les fruits bien mûrs, en très petite quantité,
peuvent ne pas favoriser la diarrhée. Pelez-les.

Les viandes fraîches, en quantité modérée,
conviennent, ainsi que les poissons frais, et
les œufs mollets, peu épaissis, à la coque et
au plat préférablement, et aussi le pain et le
riz, le chocolat et peu de lait.

Ne mangez pas trop vite, mâchez lentement
chaque bouchée.

Si deux repas sont trop éloignés l'un de
l'autre, faites une petite collation dans l'intervalle, avec pain ou gâteau. Ne mangez pas
trop en un repas, retenez un peu votre appétit.

Un repas de fête est dangereux durant l'é-
pidémie. Evitez-le.

L'eau-de-vie et les liqueurs ne doivent être
bues qu'en quantité plus modérée que d'habitude.

Le vin convient, en le mêlant avec plus
d'eau que d'ordinaire.

Pour les personnes, au contraire, qui en
boivent excessivement peu, elles feront bien
d'en mettre un peu plus dans l'eau.

L'eau de source vaut mieux que l'eau de
puits pour boire. Si vous la faites bouillir dans
une cafetière ou pot, en la battant ensuite
avec une cuillère pour y faire rentrer de l'air,
vous obtiendrez une boisson saine.

Les *vêtements* doivent être un peu plus

chauds que d'habitude, suivant la saison. Si vous avez éprouvé un peu de refroidissement, faites un fort exercice immédiatement, pour que la transpiration revienne, sans excès. Si l'air se refroidit un jour, prenez un vêtement plus chaud.

Évitez que les pieds se refroidissent. Réchauffez-les s'ils sont refroidis.

Sur le ventre, même en santé, un carré de lainage attaché avec des liens, est utile.

Le *logement* doit être tenu très propre; il faut éviter d'y garder ou laisser séjourner tout ce qui fermente, dans les chambres d'abord, et aussi dans les allées, corridors et cours; évitez l'humidité persistante.

Ouvrez les croisées quand vous quittez une chambre, mais fermez-les dès que vous y rentrez, pour ne pas être exposé un moment au courant d'air quand la porte s'ouvre.

Si la chambre à coucher est petite, ouvrez la croisée quelques minutes quand vous vous réveillez la nuit ou le matin; mais refermez-la peu après.

Ne dormez pas trop légèrement couvert.

---

Les linges et vêtements des personnes qui ont eu la diarrhée, et surtout le choléra, doivent être mis dans de l'eau bouillante, et y rester longtemps avant qu'on les lave et mette à sécher. Mêlez à cette eau bouillante de *l'acide phénique* ou *autres substances* que le pharmacien vous fournira, en vous donnant des explications.

Lavez vos mains bien souvent, avec de l'eau
phéniquée quand vous touchez les linges salis
et les vases de nuit.

On peut toucher et manier un malade atteint de choléra sans inconvénient, et respirer le même air : il est prouvé qu'il n'y a pas
de danger; mais lavez-vous plus souvent et
allez, par moments, respirer l'air extérieur,
en soignant votre malade, et vous faisant
remplacer près de lui un certain temps.

Désinfectez toutes les selles avec le plus
grand soin.

## Le choléra chez les enfants
## et les jeunes gens

*Les enfants* atteints de diarrhée durant l'é-
pidémie du choléra doivent être soignés très
vite après la première selle diarrhéique.

Pour les remèdes du premier moment à leur
faire prendre, il est plus difficile de les expliquer et préciser que pour les grandes personnes.

Il vous faut consulter d'avance le médecin
pour savoir ce que vous aurez à faire au premier moment où chacun de vos enfants serait
pris de diarrhée. Il faut le consulter de nouveau, surtout dès qu'un enfant a commencé à
avoir la diarrhée.

Le pharmacien, en attendant la consultation
du médecin, pourra vous donner, pour l'emploi
de nos remèdes, des doses proportionnées à
l'âge. Il pourra même tenir compte de la constitution de l'enfant et de tout ce qu'il éprouvera.

Faites-vous bien expliquer par le pharmacien la manière de lui faire prendre les remèdes qu'il vous fournira, en attendant la
consultation du médecin.

Ce qu'il vous aura enseigné pour l'un de
vos enfants peut ne pas convenir pour un autre plus jeune et ayant des différences de
constitution et de sensations.

Pensez à cela si un autre de vos enfants est
atteint de diarrhée.

Ce serait très imprudent de ne pas agir ainsi.

Avant la consultation du médecin, ne vous
servez pas pour les enfants ayant la diarrhée commençante, des remèdes indiqués
pour les grandes personnes,

Vous risqueriez de commettre de fâcheuses
erreurs pour vos enfants.

---

Quant aux *jeunes gens* entre *quinze ans* et
*vingt ans,* il y aura moins d'inconvéments à
agir pour eux avec les remèdes enseignés dans
ce livret.

Vous diminuerez les doses ou quantités,
comme il va être expliqué.

Pour un jeune homme de *vingt ans* affecté
de diarrhée durant l'épidémie de choléra, la
première prise des remèdes de ce livret sera
diminuée d'un tiers.

Il devra prendre deux tiers d'un paquet de
bismuth blanc de ce livret, deux tiers aussi
d'un paquet de cachou coloré du livret, après
une première selle diarrhéique.

Deux tiers aussi d'une cuillerée à café

moyenne du remède liquide du livret pourront
être pris par lui, en buvant cela mêlé avec de
l'eau sucrée.

En un lavement d'eau tiède, deux tiers de
cuillerée à café également du remède liquide
du livret, qu'on y mêlera, seront employés par
lui dans ce lavement. Ce sera la première
prise des remèdes.

Pour un jeune homme de *quinze ans*, la
quantité de chacun de ces remèdes pour chaque prise devra être seulement la moitié de
ce qui a été enseigné pour une grande personne.

Ainsi, on la composera de demi-paquet de
chacune des poudres, bismuth blanc et cachou coloré du livret, plus demi-cuillerée à
café du remède liquide du livret, à prendre
par la bouche, avec de l'eau sucrée, et enfin
d'un petit lavement avec demi-cuillerée à café
de ce même remède liquide du livret.

On s'arrêtera après la troisième prise.

Le médecin, demandé au commencement
de la diarrhée, réglera ce qu'il faudra faire
ensuite.

Les inconvénients de ces remèdes peuvent
être plus sensibles encore pour un jeune
homme de vingt ans.

Le médecin pourra combattre ces inconvénients. Faites-lui connaître ce que ce malade
aura pris de ces remèdes.

Pour les jeunes gens de dix-neuf, dix-huit,
dix-sept et seize ans, vous diminuerez la quantité de chaque prise de ces remèdes, plus que
pour celui de vingt ans, et un peu moins que
pour celui de quinze ans.

Vous agirez pour le reste comme cela vient d'être enseigné pour un jeune homme de vingt ans.

Pour les jeunes filles du même âge indiqué ci-dessus, la diminution de chaque remède devra être un peu plus sensible que la diminution expliquée pour les jeunes gens.

Si elles ont la perte sanguine ordinaire des jeunes filles en même temps que la diarrhée, il ne faudra pas employer pour elles les paquets de poudres avant d'avoir reçu les avis du médecin.

Le remède liquide du livret pourra être employé avec la diminution enseignée, même en lavement, pourvu qu'il soit chaud et si la diarrhée était forte.

Pour les jeunes gens de plus de vingt ans, jusqu'à vingt-cinq ans, il sera également préférable de diminuer un peu chaque prise de ces remèdes, pour la quantité de chacun, relativement à ce qui a été enseigné pour les grandes personnes.

Quant aux enfants de quatorze, douze et dix ans, il serait trop chanceux d'employer ces remèdes du livret, même en diminuant les quantités de chaque prise. Chez eux, les effets de ces remèdes diffèrent trop de ce qu'ils produisent chez d'autres.

Bornez-vous à demander au pharmacien, en attendant la consultation du médecin, ce que vous devriez faire suivant l'état de chacun.

Faite ainsi pour les enfants plus jeunes.

Hâtez-vous de les faire voir par votre médecin, en lui demandant ses avis.

Quant aux autres conseils donnés dans ce

livret, relativement aux grandes personnes,
on pourra, au début et jusqu'à l'arrivée du
médecin, les suivre pour les enfants.

---

### Conseils à suivre.

Il est conseillé, durant l'épidémie de choléra, de ne pas s'asseoir aux lieux d'aisances
où l'on vide les vases de nuit, ou de commo-
dités, des personnes qui ont la diarrhée.

On engage à aller à la selle sur un vase,
qui est vidé ensuite aux lieux d'aisances.

Versez du phénol dans une mauvaise as-
siette, et tenez-la dans votre logement, durant l'épidémie, exposée à l'air

---

Versez fréquemment dans les lieux d'aisances un mélange composé de 3 kilos de
sulfate de fer par 100 litres d'eau ; faites laver
les parquets et les murs avec la même solu-
tion. Désinfectez tous les vases et les linges
qui auront servi au malade.

---

### Appel aux médecins

Ce petit livre sera critiqué probablement
par des médecins, s'ils le voient entre les
mains du public et s'ils n'ont pas eu le temps
de le juger.

Je les prie d'observer qu'ils auront plus souvent la satisfaction de guérir leurs malades, si ceux-ci ont exécuté les conseils du livret au premier moment des indispositions, et qu'ils auront moins de malades mourant du choléra et moins de fatigues durant l'épidémie.

Les lecteurs du livret sentiront mieux que tous autres la nécessité de les consulter pour les indispositions légères.

Ces personnes pourront attendre l'arrivée du médecin chez elles avec moins d'impatience.

Le livret sera aussi utile aux médecins qu'à ceux de leurs clients qui l'auront en mains.

Je les prie, dans l'intérêt général, de s'en rendre compte et de favoriser l'usage du livret et de ses conseils, pour les premiers moments des indispositions durant l'épidémie de choléra.

FIN

# TABLE DES MATIÈRES

---

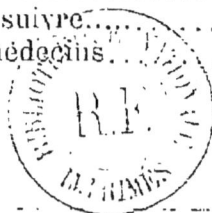

Paris. — Imp. C. Murat, 53, Chaussée-d'Antin.

www.ingramcontent.com/pod-product-compliance
Lightning Source LLC
Chambersburg PA
CBHW071429200326
41520CB00014B/3628